Te $\frac{135}{147}$

L'HOMŒOPATHIE

DANS

LA CHARENTE.

L'HOMŒOPATHIE

DANS

LA CHARENTE,

CE QU'ELLE VAUT

COMME DOCTRINE, COMME PROGRÈS, COMME PROFESSION,

PAR

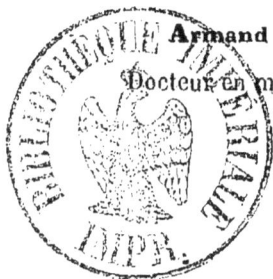
Armand de FLEURY (de Mansles),

Docteur en médecine, ex-Chirurgien de marine.

Rien n'est beau que le Vrai.

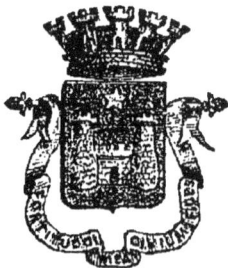

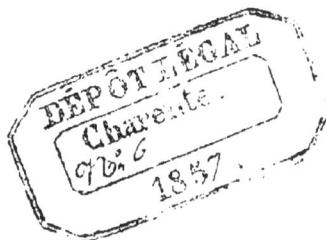
ANGOULÊME,

IMPRIMERIE CHATENET ET BACHELIER FILS,

Rue St-André, 15.

1857.

L'HOMŒOPATHIE

LA CHARENTE,

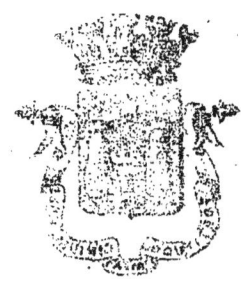

CHAPITRE Iᵉʳ.

———•◇•———

De l'Industrie Homœopathique.

———◇◇———

Les épidémies qui frappent un peuple,
si cruelles soient-elles, ne sont pas toujours
son plus terrible fléau. A côté des maladies
physiques qui désolent, il y a les lèpres morales qui font peur; la fièvre de l'or cause
autant de désastres que le typhus.

Dans notre cher et beau pays de France,
ce n'est aujourd'hui mystère pour personne,
cette fièvre est montée à son paroxisme. Le
culte de l'idée garde peu d'adeptes, les autels
du veau d'or sont encombrés : on rit du

poète qui chante, du philosophe qui pense,
du savant qui cherche, du tribun qui faisait
frémir, de l'avocat qui faisait pleurer; on
exalte le financier qui cumule, l'agioteur
qui spécule, l'industriel qui joue, le juris-
consulte qui additionne, le praticien qui
multiplie ses recettes. Dans les professions
libérales, le taux de l'honneur se tarife
au quotient des honoraires. Le luxe s'enfle,
et l'on peut mesurer sa vanité à l'envergure
des crinolines de nos dames. — De rentes,
d'actions, de sociétés de crédit, de hausse, de
baisse, parlez, vous serez fort écouté! De
l'âme et de ses magnifiques destinées, des
suaves émotions du cœur, de la grande solidarité humaine, de l'amour austère de la
science, des lettres qui polissent les mœurs,
des arts qui élèvent la pensée, du devoir,
de Dieu! il n'est que peu question. — L'indivi-
dualisme sème à pleines mains son ivraie égoïste
dans les champs préparés par le doute; la soif
de jouir écrit PROGRÈS sur son masque, et
cette effrayante plaie de matérialisme se
cache sous la belle livrée, sous le drapeau
vanté de l'*Industrie*!

  La récolte promise par de telles semailles
commence à effrayer quiconque n'est pas en-

core entièrement aveuglé. Disons le hautement : en appelant à la tête du parquet de Paris un éloquent magistrat d'Orléans, alors qu'il venait de flétrir la fièvre de la spéculation dans des paroles énergiques, le gouvernement a témoigné d'une sollicitude qui l'honore et dont nous le remercions : le théâtre et la presse de Paris aiguisent journellement des armes pour la guerre sainte. Mais ni le gouvernement, ni la presse indépendante ne suffiront à la tâche, s'ils ne sont secondés par le concours individuel d'hommes spéciaux, dans toutes les carrières où s'insinue et circule le virus; — car, de même que les établissements publics de bienfaisance resteraient impuissants s'ils n'étaient soutenus par la charité individuelle, de même toute attaque générale contre le fléau envahissant demeurerait stérile, si, avec des armes loyales, mais acérées, les soldats du métier ne livraient chez eux des combats singuliers contre tout charlatanisme professionnel.

La médecine, comme les autres branches des carrières libérales, se contamine chaque jour au voisinage de certaines doctrines. — Là, comme ailleurs, le masque, pour quelques uns, est philanthropie et progrès; la réalité, exploitation et commerce; là, plus qu'ailleurs, la partie est dangereuse, puisque l'enjeu est la santé publique.

Le Code a des articles, les Tribunaux ont des juges, pour frapper l'exercice illégal de la médecine. Que si, malgré leur vigilance, rebouteurs et panseurs ont des cabinets, où l'on casse et recasse à peu de frais les membres, où l'on pratique des pansements barbares qui amènent la gangrène du membre fracturé, au lieu de pratiquer la ligature méthodique que l'on ignore, nous ne dénoncerons personne, le rôle de sycophante n'étant pas dans nos goûts.

S'il plaît aux partisans de la médecine Leroy de purger leur famille comme un troupeau de pachydermes, nous nous contenterons de leur dire qu'il est parfois périlleux d'appliquer à un homme un remède de cheval. Si d'honnêtes citoyens camphrent tout un village, et aloètisent périodiquement depuis la maîtresse jusqu'au chien de la maison, dans l'espoir de recueillir quelque ascaride vermiculaire, il nous suffira de constater que, grâce à M. Raspail, le dictionnaire des maladies mentales a droit de se grossir d'une nouvelle monomanie ! Ce sont là petits métiers, que la loi peut atteindre en ce que leur pratique a d'illégal, mais dont l'exercice ne touche en rien à la dignité du Doctorat médical.

Il est une autre industrie, dont l'exercice est légal et public, par toute la France, qui en ce moment, fleurit spécialement dans notre belle Charente. Son succès est patent, ses faveurs vantées. Les masses crédules se jettent volontiers dans ses bras... L'homme qui cultive cette industrie est affairé à tel point, qu'une tête moins forte y perdrait l'esprit. On dit tous ses chevaux sur le flanc, tous ses malades sur pied ; des encouragements discrets viennent soutenir sa publique assurance. Du reste, ses succursales sont partout et parfaitement organisées ; comme César, le grand homme a ses lieutenants. Seulement, moins difficile sur le choix, le moderne César s'accomode des deux sexes (on raconte que, du temps d'Alexandre, il y avait aussi un escadron de femmes, dans l'armée des Scythes). Que dirai-je enfin ? la panacée universelle semble dès ce jour acquise à toutes les infirmités de notre département ; il n'y a plus qn'à rayer du dictionnaire Angoumoisin l'expression surannée d'*incurable* ; le mot est devenu chauvin, et bon tout au plus pour la *médecine officielle*.

L'industrie qui recèle tant de merveilles
porte le nom de médecine *homœopathique*, ou
identiquo-thérapie : l'homme qui les réalise,
a reçu, sur les mêmes bancs que nous, des
mêmes maîtres que nous, un diplôme qui
l'autorise seul à exercer, qu'il renie ; un diplôme qu'il déchirerait s'il était logique....
et surtout s'il n'était contraint de l'exhiber
de temps à autre à l'autorité, pour prouver
qu'il a bien le droit de pratiquer.

Ceci seul est grave. Les déserteurs de nos
rangs sont bien libres de passer au camp en-
nemi ; mais ils devraient alors, puisqu'ils
déclament si hautement contre la médecine
officielle, porter le courage au niveau de l'im-
pudeur, et faire de la médecine libre et en plein
air : je veux dire en dehors du diplôme à la façon de M. Raspail. A cela nos adversaires ré-
pondront que la loi est formelle, qu'on les
poursuivrait. Mais alors, que n'obtiennent-ils
une loi plus libérale, que ne se résignent-ils à
sauver l'humanité à leurs risques et périls ?
Vésale, Harvey, Galilée, n'y eussent pas re-
gardé de si près pour soutenir radicalement
leurs découvertes.

Voyons, messieurs les identiquo-théra-
peuthes : un peu moins de recettes, un peu

plus d'apostolat !

Que M. le docteur Moreau, puisque c'est
son système que nous entendons combattre
dans ces pages, n'aille pas se méprendre sur
nos intentions : nous n'ignorons pas que déjà
condamné en Cassation, son procès pend de
nouveau devant la Cour d'appel de Poitiers.
Nous protestons contre toute coalition lâche,
qui consisterait à abattre par une ligue un
confrère, même apostat. La tolérance et la liberté seront toujours pour nous les armes les
plus sûres à opposer à l'erreur. Nous souhai-
tons donc sincérement, que M. Moreau sorte
sans trop de contusions des bras de M. le
Procureur général de Poitiers. — Aussi bien,
tant de bruit autour d'un nom ne peut qu'ac-
croître momentanément sa vogue; et nous
serions fâché, vraiment, de battre la grosse
caisse autour de M. Moreau. Le seul tribunal
que nous venions chercher ici, c'est celui de
l'opinion publique. — Nous lui apportons les
pièces du procès afin qu'elle en décide. L'homœopathie est à nos yeux une erreur dangereuse; nous devons à notre conscience de l'é-
tablir, et nous disons avec notre adversaire :
« Quand la conscience commande d'élever
» la voix, se taire pour ménager un intérêt

» privé ou par crainte d'un préjugé mena-
» çant, ne serait pas une lâcheté, ce serait
» un crime.» (*Du Triomphe de la Vérité en
médecine*, p. 8.)

Et maintenant, que notre adversaire se le
tienne pour dit, sa personne, que nous n'avons
pas d'ailleurs l'honneur de connaître, restera
entièrement en dehors du débat. C'est l'en-
tité homœopathique, et non le docteur Moreau, qui va siéger sur la sellette. Toute phra-
se qui pourrait, dans ces pages, ressembler à
une allusion blessante, aurait échappé à notre plume ; elle est d'avance désavouée par
notre cœur. Et nous le prions de considérer
que nous n'attaquons qu'une école, en nous
efforçant d'établir que l'homœopathie est une
doctrine mensongère, anti-progressiste, qu'elle est de la famille des sciences occultes; que
sa pratique peut être une spéculation heureu-
se, mais que les succès qu'elle enregistre ne
sont à leur place que dans une statistique de
roman.

CHAPITRE II.

———◆◇◆———

Ce que vaut l'Homœopathie comme Doctrine.

———◇✕◇———

Si ces lignes étaient destinées seulement à nos confrères du doctorat, nous nous dispenserions, comme d'un travail superflu, d'analyser l'homœopathie; chacun d'eux la connaît et la prise pour ce qu'il la connaît.

Nous écrivons dans un but plus général. M. Moreau fait bruit dans la Charente, une partie notable du public se préoccupe de sa doctrine; essayons de l'exposer dans un langage à la portée de tous les lecteurs.

Le docteur allemand Hahnemann, prétend

être arrivé, après une longue pratique et de consciencieuses recherches, à la découverte de la vérité absolue en médecine. Il a formulé, sous le nom de Loi des Semblables, une proposition qui peut s'énoncer ainsi : *Étant donnée une substance médicamenteuse, qui sur un homme sain produit telle maladie, la même substance, administrée à dose minime, guérit sur le malade l'affection morbide qu'elle provoque chez un sujet valide.*

En des termes plus abstraits, le mal se guérit par le mal, *similia similibus curantur.*

Le principe opposé, la loi des contraires (*contraria contrariis*) reste encore aujourd'hui la base de l'enseignement médical officiel, ainsi que l'appelle ironiquement notre contradicteur. Est-ce à dire que l'école ne reconnaisse qu'une médication? il n'en est rien : les méthodes *altérante*, *perturbatrice*, *substitutive*, etc., sont là pour le prouver. Disons plus : dans maintes circonstances, principalement dans les affections chroniques, il nous arrive de substituer un état aigu à un état indolent, afin d'attaquer plus promptement et plus sûrement le mal par un spécifique. L'émétique, administré au début des fièvres gastr ico-billeuses, accroît momen-

tanément l'irritation et la phlogose; mais
nous l'employons, parce que son action définitive et salutaire est toujours de déblayer
la muqueuse et de contre-stimuler l'organisme.

Il y a loin d'une telle pratique à l'homœopathie; et si cette médication substitutive semble démontrer, par ses effets, que la loi des
contraires n'est pas toujours d'une universelle et infaillible autorité, l'honneur de cette
démonstration ne revient pas à Hahnemann.
Il y a longtemps en effet, qu'un des nôtres,
l'illustre et spécieux Paracelse, écrivait: *non
semper contraria contrariis, sed sœpe similia
similibus.* Or, Philippe-Aurèle-Théophraste
Paracelse, naquit en 1493 au bourg d'Ein-
sidler, près Zurich. Hahnemann n'a donc
qu'à moitié droit au brevet d'invention. Quoi
qu'il en soit, formuler la loi des semblables
d'une façon absolue, c'est poser en médecine
un paradoxe évident autant que monstrueux.

Est-il nécessaire de le démontrer?

M. Moreau, pas plus que ses coréligion-
naires, n'oserait soutenir l'application de
l'homœopathie à la chirurgie; nul ne vou-
drait croire que pour rendre un aveugle vo-
yant, il faut lui crever les yeux; qu'un bras

fracturé se raccommode en se cassant; que l'huile bouillante, qui produit une plaie par brûlure, est le remède souverain contre cette brûlure.

Et cependant, si la Loi des semblables est fausse en chirurgie, elle doit l'être en pathologie interne; car ces deux branches de l'art médical, artificiellement séparées pour la commodité de leur étude, sont en réalité soudées par une solidarité absolue. Le praticien, dans l'un et l'autre cas, n'a jamais affaire qu'à des lésions organiques, externes ou internes; et, soit qu'il intervienne avec la main et des instruments, soit qu'il agisse par des médicaments, son opération, le champ de travail est toujours le même agrégat, une individualité humaine: les topiques employés ressortissent toujours des règnes minéral, végétal ou animal.

Niez-vous cette assertion? Répondez alors à ceci !

Un humerus est fracturé, avec contusion de tout le bras : cas chirurgical; — l'artère humérale est ouverte, vous la liez. Mais la fièvre de résorption purulente domine bientôt tous ces accidents; la plaie est encore au chirurgien, la fièvre appartient au médecin.

— Si vous n'êtes que l'un ou l'autre, le malade vous échappera ; ici le médecin englobe la chirurgie.

Exemple d'un cas contraire :

Le scorbut sévit à bord d'un bâtiment, un sujet donné en est atteint : il est frappé de stomatite ulcéreuse ; les taches briquetées de la peau, l'arthrite générale, l'anesthésie, l'o-dessinent parfaitement la maladie, — elle appartient de droit à la pathologie interne, au service spécialement médical ; mais tout-à-coup, une hémorrhagie nasale due à l'atonie morbide des muqueuses, se déclare : impossible d'arrêter l'epistaxis sans recourir à des procédés chirurgicaux (nous avons vu maintes fois ce cas). Que deviendra le malade, si le médecin n'est pas en même temps chirurgien ? Ici, la chirurgie implique la médecine.

On pourrait multiplier indéfiniment ces exemples. Mais j'estime que ceux-là suffiront pour établir que : chirurgie et médecine sont deux rameaux d'un même tronc, dont la culture demande un art unique.

Or, nous le répétons, si la loi de Hahnemann est si manifestement absurde en chirurgie que vous n'osiez la soutenir, je ne vois

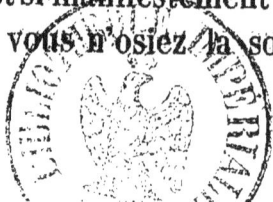

2

pas comment elle acquerrerait plus de valeur
en pathologie interne. Elle n'est pas plus ap-
plicable à une inflammation de la plèvre, qu'à
une inflammation de la peau. Sans plus insis-
ter sur ce premier aphorisme, passons de
l'utopie hardie du fondateur, au second sophisme des adeptes.

Nous avons encore affaire à un paradoxe.
Mais ici, comme il arrive souvent, l'école a
exagéré le genre : les élèves ont renchéri sur
le maître.

Cette seconde loi des Identiquo-thérapeu-
thes, revient à cet énoncé : « *La vertu et l'action des médicamments est en raison inverse
de la quantité employée : la dilution et la
trituration indéfinies sont les procédés de pré-
paration.* » Plus simplement : plus la dose est
minime, plus l'effet est grand. Ce qui signifie :

La cassonade a pour propriété de sucrer
l'eau ; cette propriété agit en raison inverse
de la quantité ; donc, deux grammes de cassonade dans un demi-verre d'eau, sucrent
moins qu'un milligramme de cette substance,
dans un tonneau du même véhicule.

Je croirais faire injure aux vétérans de
Charenton, si j'entreprenais de leur démon-

trer en quoi une semblable proposition est absurde.

Tout lecteur qui connaît maintenant avec nous, les deux bases de l'homœopathie (loi des semblables et doses infinitésimales) pourrait penser que les disciples de Hahnemann, sont les adversaires nés de la discussion. Il n'en est rien. M. Moreau, particulièrement, jette avec hauteur le gant à ses adversaires. Il les provoque à la polémique ; on peut lire à la page 6 de son *Triomphe de la Vérité en médecine :* « Il est question d'établir la vérité à
» la place de l'erreur, de substituer la stabi-
» lité d'un DOGME, aux conceptions hasar-
» deuses et privées : que les adversaires
» d'Hahnemann ne perdent pas de vue que
» si sa *Doctrine* est un mensonge , il leur
» sera plus facile de le démontrer par une
» sage discussion que par des criailleries
» de mauvais ton ; que c'est par le prosély-
» tisme du vrai, qu'on arrête la propagande
» de l'erreur. »

Il est impossible de mieux dire de bonnes choses. — Nous étions jaloux pour notre part, de prouver à M. Moreau que la *médecine officielle* peut lui opposer autre chose que des

réquisitoires, et c'est pourquoi nous avons,
quoiqu'infime, relevé sa provocation.

Le médecin identiquo-thérapeuthe a glis-
sé deux mots graves dans les lignes qui pré-
cèdent : il appelle l'homœopathie, la *stabilité
du Dogme en médecine;* il oppose ce dogme
à nos *conceptions hasardeuses et privées.*

Je laisse au public à décider si deux paradoxes constituent un dogme orthodoxe, et si
notre éclectisme n'est pas plus prudent que
cet aplomb d'enfant terrible.

L'épithète sentencieuse de doctrine, est
également octroyée à l'homœopathie. Est-elle
méritée? Nous allons le vérifier.

Mais d'abord, qu'est-ce qu'une doctrine?

La philosophie et la médecine *officielles*
sont tellement liées, que M. Moreau, qui fa't
fi de l'une, doit tenir l'autre en médiocre
estime. Comme il récuserait sans doute en
médecine, le témoignage des Barthès, Broussais, Pinel, Récamier, il n'accepterait pas
d'avantage le jugement des Bâcon, Leibnitz,
Condillac, Cousin. — Nous chercherons donc
ailleurs, une définition plus familière;

Essayons de la faire ensemble :

Une doctrine, c'est, je pense, un ensemble de principes méthodiquement disposés,

pour l'établissement et la démonstration rai-
sonnée d'une croyance. La doctrine diffère du
système, en ce que l'hypothèse seule peut
suffire à l'édification de ce dernier. Dans les
sciences métaphysiques et physiques, en théo-
logie, en philosophie, dans les arts, dans les
lettres, les doctrines ont enfanté ce qu'on a
nommé des écoles.

La doctrine expérimentale de *François Bâcon*, fondée sur l'analyse et l'observation de
faits connus, et procédant par déduction, a
posteriori, dans l'étude des phénomènes, à
engendré *l'Ecole analytique.*

Stahl, en avançant que toutes les opérations du corps sont dirigées par l'âme, et que
les lésions de l'agrégat physique lui sont su-
jecttes, fonda la doctrine des *Animistes.*

Brown, en comparant l'homme aux corps
inorganiques, chercha à établir que la vie est
un état forcé : il reconnut pour propriété unique à l'organisme, l'*incitabilité ;* il donna le
nom de *puissances incitantes* aux agents ca-
pables d'émouvoir ce levier de la vie. Pour
lui, tout le secret de la thérapeutique est
dans la connaissance des moyens d'augmen-
ter ou de diminuer l'action des incitants. Il
fut ainsi en droit de ne reconnaître que deux

classes de maladies et de médications, les *sthéniques* et les *asthéniques*. Brown fonda ainsi la doctrine du *matérialisme* médical, en opposition parfaite à l'animisme de Stahl.

Barthès et de nos jours *Lordat,* se sont efforcés de démontrer qu'à côté de l'âme et du corps, il existe une force intermédiaire, qui préside au jeu de nos fonctions organiques et qu'ils appellent la *Force vitale ;* c'est la doctrine célèbre des Vitalistes.

Bichat en anatomie, Gall en phrénologie, Broussais en physiologie et en pathogénie, ont cherché à rapprocher les effets des causes, les phénomènes organiques des organes qui en sont le siège ; la méthode philosophique du grand Leibnitz fut leur guide à tous ; appuyés sur elle, ils ont précisé, localisé les fonctions et les lésions : leur doctrine est la doctrine persécutée et glorieuse des *Organiciens.*

Toutes ces écoles s'appuient sur des principes dont il est permis de contester les applications parfois forcées ; mais en définitive, l'observation et le raisonnement y jouent le rôle principal ; on y trouve de la méthode. Concluons donc en disant que l'homœopathie, avec ses deux paradoxes qui n'ont même pas l'attrait du sophisme, ne trouve pas place à côté des doctrines, sur l'échelle de la philosophie médicale.

CHAPITRE III.

Ce que vaut l'homœopathie comme Progrès.

———◇———

> J'appelle merveilleux tout ce qui est desti-
> tué de preuves, et en même temps contraire aux
> lois du monde physique et moral , au point que
> le peuple puisse y croire.   ZIMMERMANN.

———◁∞▷———

L'homœopathie n'est pas une doctrine
scientifique, la démonstration qui précède le
prouve de reste ; j'ajoute que cette industrie
rentre pleinement dans les sciences occultes.
Elle a la prétention de représenter le progrès ;

elle ressucite seulement des pratiques du moyen-âge et de l'antiquité romaine.

Les trois caractères saillants des sciences occultes, sont les suivants.

A. *Le mystère les environne.*

Rien de plus mystérieux que les doses infinitésimales — Trois clients se présentent simultanément chez le docteur homœopathe : le premier a la jambe cassée, le second la gale, le troisième un ophtalmie : on ouvre une petite boîte où sont soigneusement pliés quantité de petits paquets semblables ; — tous ont le même aspect, c'est de la poudre blanche, inodore, insipide ; — un certain nombre de paquets est distribué aux clients. — Quelle est la substance médicamenteuse ? Silence et mystère ! Quelle quantité pondérable doit-on en absorber ? Silence et mystère ! Prenez toujours et avalez sans crainte, la Foi sauve ! D'ailleurs on vous garantit d'avance la susdite poudre, sans odeur désagréable, sans saveur déplaisante ; elle ne produira aucun symptôme ; l'appetit sera le même, le sommeil identique ; liberté de vaquer aux occupations comme si de rien n'était ; — seulement, un beau matin, par je ne sais quelle opération fatidique, le patient se réveille guéri :

B. *Le praticien de sciences occultes ne doute de rien.*

Les homœopathes assurent de même, que leur dogme renferme la vérité absolue, — témoin, le titre de la brochure de M. Moreau. — Pour eux, plus d'incurables! Aussi nous voient-ils avec pitié « marcher à travers les emba-
« ras sans fin qu'entraîne après lui un ren-
« seignement sans doctrine, et qui fait de
« nous autant d'éclectiques » (page 7 *Du Triomphe de la Vérité en Médecine.*)

Oui, Monsieur, dans bien des cas nous sommes éclectiques, et nous le confessons sans crainte, nous sommes tous d'accord à reconnaître la nécessité de l'anatomie pathologique, nous diagnostiquons les mêmes maladies aux mêmes signes : nous reconnaissons, avec une unanimité assez imposante, les mêmes propriétés spécifiques aux remèdes; l'expérience nous permet de les vérifier chaque jour. Mais la même expérience nous prouve que dans bien des cas l'arbre de la vie est attaqué au cœur, le malade condamné à une mort certaine et prochaine; c'est ainsi que nous avouons notre embarras, devant certains cas de choléra-morbus asiatique et de fièvres typhoïdes caractérisées, devant une

appoplexie cérébrale, devant une rupture de
la crosse de l'aorte! Et, depuis que le monde
est monde, nous constatons que notre embarras est légitimé par les événements; nous
éprouverions quelque pudeur à entreprendre
la résurrection de moribonds après avoir cons-
taté mathématiquement la destruction d'un
organe indispensable à la vie. Voyez jusqu'où
nous poussons la faiblesse! Nous pensons tous
qu'un sujet dépourvu de poumons, ne saurait respirer longtemps :

Il nous paraît aussi que, suivant la diversité
des tempéraments, des âges, des sexes, des
professions, des antécédents morbides, des
lieux et des saisons, des maladies de même
caractère et fixées sur les mêmes organes,
peuvent demander un traitement différent.
Là encore, c'est l'analyse des faits observés,
qui nous a prouvé, par exemple, que dans
les pays froids et brumeux du Nord, la saignée au début d'une pneumonie est d'un bon
effet, tandis que dans les contrées chaudes
du Midi, où prédomine facilement l'élément
bilieux, l'emploi des antimoniaux est préfé-
rable.

En définitive, notre éclectisme consiste à
ne pas considérer absolument l'homme, com-

me une machine qui fonctionne invariablement de la même façon chez tous les sujets ; à prendre bonne note des influences morales, des réactions qui peuvent varier avec la naturel du malade, à ne pas traiter le corps humain comme un polyèdre composé de molécules que la cohésion et l'affinité maintiennent à la façon des corps inorganiques ; — et c'est parce que nous combattons le matérialisme empirique et fataliste des GUÉRISSEURS de tout régime, qu'on nous appelle sensualistes, esprits forts; mieux que tout cela, philosophes éclectiques! — C'est la grande injure à la mode aujourd'hui.—Soit donc! mais tant qu'un amphithéâtre sera ouvert, les médecins seront curieux de philosophie; car ils pensent encore, avec Hippocrate, que l'esprit de philosophie élève le médecin à la hauteur d'un Dieu.

C. *L'Exercice des sciences occultes, se délègue et est praticable par le premier venu.*

Même chose se voit chez les homœopathes. M. Moreau ne nous dit-il pas, (p. 4 de ses observations aux juges d'Angoulême), que des curés de campagne et des sœurs de la Charité, dispensent les remèdes homœopathiques.

Voici ce qui tue absolument la doctrine d'Hahnemann. — Elle tombe en plein dans le domaine des panseurs, rebouteurs et commères. — Pensez-vous que MM. Ingres ou Delacroix pussent confier leur pinceau au premier rapin venu? que David (d'Angers), Pradier, Rude, eussent été de leur vivant, libres de céder leur ciseau à un tailleur de pierres? — Que penseriez-vous du grand maëstro Meyerbeer, si, pris soudain d'une incurable paresse, il disait à un élève de solfège : « Voici ma plume et mon encrier;
» c'est avec eux que j'ai écrit *Robert le Dia-*
» *ble*, les *Huguenots*, le *Prophète*, l'*Étoile*
» *du Nord*; — La portée dans laquelle je
» compose mes phrases musicales, est toute
» tracée sur ce papier, servez vous en;
» j'emploie invariablement les sept notes de
» la *gamme*, et de leurs combinaisons je
» fais sortir mes *motifs* les plus coquets et
» mes *thêmes* les plus entraînants; dans cet-
» te boîte, vous trouverez mes *trilles*, mes
» *soupirs* et mes *doubles croches*; ici repo-
» sent mes *si bémol*, là, mes *fa dièze*; dans
» ce sac, sont renfermés mes deux clefs
» favorites; elles ouvrent tous les tons en
» *majeur* et en *mineur*; je vous confie ce li-

» bretto, achevez-le : cependant je vais vac-
» quer à d'autres occupations : quand le tra-
» vail sera fini, nous servirons aux *Dilettanti*
» d'Allemagne et de France, un nouvel opéra
» de Meyerbeer. »

Vous penseriez, monsieur, que le grand compositeur Allemand, serait devenu fou, s'il tenait pareille conduite.

Eh bien! vous ne faites pas autres chose, en confiant la distribution de vos poudres à des étrangers!

La médecine, en tant que science, ne peut se pratiquer que par des hommes versés pendant des années dans l'anatomie, la physiologie, la chirurgie, la chimie médicale, la botanique, la thérapeutique, la toxicologie, les accouchements; c'est une première raison bien suffisante pour interdire sa délégation à des personnes qui ignorent jusqu'au nom de ces sciences. — Or, j'imagine que les bonnes sœurs de Charité (dont j'admire d'ailleurs autant que personne le dévouement) n'ont jamais disséqué de cadavres; la cellule du noviciat ne saurait remplacer, — quoi qu'on y puisse apprendre, — l'amphithéâtre du cynique carabin.

Mais il n'y a pas seulement la science mé-

dicale, il y a, aussi et surtout, *l'art médical.*
Si tout le monde peut jouer de l'homœopathie,
comme les enfants de l'harmonica, tout le monde ne peut pas remplacer un Sydenham ou un
Recamier, un Nélaton ou un Malgaigne. On
peut être homœopathe, comme on peut être
électriseur, magnétiseur, photographe. —
Les petites poudres me paraissent très-assi-
milables, aux amulettes, talismans, philtres
et sachets magiques des temps merveilleux,
je veux dire obscurs. Chez nous, le savoir seul
et le tact mettent deux médecins sur un rang
égal ; dans la gent homœopatique, tous les
citoyens sont égaux devant le globule !

Notre contradicteur, poussé à bout par la
conscience, et reculant devant l'impossibilité
de donner une explication rationnelle des pré-
tendus effets de la *dilution* et de la *trituration* indéfinies, s'écrie dans un spasme d'élo-
quence :

« Il est au-dessus des intelligences humai-
» nes, une intelligence qui a établi des vé-
» rités qui frappent, mais qui ne se démon-
» trent pas » (*Du Triomphe de la Vérité en
médecine*, p. 53).

Et le voilà de nous parler :

« *Du Soleil suspendu dans l'espace, de la*

» matière, de l'infini, du néant, d'une parole
» qui excite, d'un mot qui attriste, du man-
» cenillier qui laisse échapper des émanations
» mortelles aux voyageurs, des fleurs dont
» les parfums agacent la sensibilité des fem-
» mes, des fluides électriques, magnétiques. »
Il eut pu ajouter escargotique.

Que prouve cet étalage emphatique de naï-
vetés ?

M. Moreau a-t-il la prétention de nous apprendre que, si loin qu'aillent les investiga-
tions de l'esprit humain, la connaissance de
la cause première se dresse devant lui comme
une infranchissable barrière ?

La philosophie nous l'avait dit avant M.
Moreau. Nos études qui ont pour but de rapprocher, n'ont pas l'outrecuidant espoir de
briser cette barrière. Mais, puisque le mot de
philosophie a été prononcé, essayons de rai-
sonner quelques instants. Ne pas comprendre
pourquoi et comment une chose est, ou comprendre comment et pourquoi une chose ne
peut pas être, sont deux états de l'esprit parfaitement distincts.

On peut admettre un mystère et nier une
absurdité.

Je ne comprends pas l'éternité de la durée,

l'infini de l'espace; l'espace n'en est pas moins infini, et la durée éternelle.

Mais je comprends parfaitement que le tout est plus grand que la partie, que du verre n'est pas du bois.

Je ne comprends pas comment un médecin d'intelligence et de savoir peut se livrer à l'homœopathie (cependant le phénomène, paraîtrait-il, existe).

Mais je comprends à merveille pourquoi un charlatan qui trouve bénéfice à vendre 0,50 c. un flacon d'eau de roche, lequel ne lui coûte rien, peut prendre goût au métier.

Or, la pratique de l'homœopathie rentre en plein dans ce dernier ordre de phénomènes psychologiques : en effet, non seulement je ne comprends pas comment un médicamment qui irrite, pourrait par cela même guérir une irritation, mais je comprends clairement le contraire. Si j'en doutais, je n'aurais qu'à traiter une brûlure à coups de tisons ardents, et la preuve expérimentale ne tarderait pas à confirmer la théorie rationnelle.

De même, non seulement mon intelligence ne saisit pas d'après quelle raison un milligramme d'acide arsénieux, délayé dans une cuve d'eau, doit agir plus activement sur la muqueuse de l'estomac, qu'un centigramme dans une cuillerée; mais je comprends manifestement que tout l'opposé existe.

Si j'en doutais, je n'aurais qu'à me rappeler que 0,50 centigrammes de quinine coupent l'accès de fièvre périodique contre lequel 0,20 c. sont impuissants : je n'engage pas notre honorable confrère, qui pense qu'un milligramme d'oxide blanc d'arsenic est plus actif que dix centigrammes, à faire l'expérience sur lui en prenant à jeun la dernière dose ; il ne recommencerait pas l'expérience.

Ainsi, rien de moins complexe et de plus intelligible que notre proposition. L'homœopathie n'est pas, comme elle en a la prétention, une vérité au-dessus des concepts de l'esprit humain; elle est simplement une erreur à la portée de la plus timide raison.

J'irai plus loin, et dans cette progression de dialectique, le jugement de tous, ce sens commun que les homœopathes semblent posséder à dose si infinitésimale, d'où suivra facilement.

J'affirme que si la domestique de M. Moreau était atteinte des pâles couleurs, si ledit M. Moreau lui administrait à doses allopathiques des pilules ferrugineuses, si sa domestique recouvrait promptement les couleurs et la santé, ainsi qu'il est advenu tous les jours à nos malades; M. Moreau, jouissant du libre exercice de sa raison (c'est une hypothèse.) Comprendrait aussi bien que nous, aussi bien qu'un enfant de douze ans, le raisonnement suivant : la partie solide et coagulable du sang, le cruor est composé de globules qui renferment de la fibrine et une matière ferrugineuse (sesquioxyde de fer) : chez la jeune fille chloclorotique l'analyse du sang accuse une raréfaction de l'élément ferrugineux. En faisant prendre du fer à la malade, j'ai rétabli l'état normal. A la déperdition d'un élément, j'ai opposé la réparation par le même élément. L'addition a compensé la soustraction : deux opérations opposées, qui comblent un déficit. *Contraria contariis...*

Assurément je ne vois pas plus que M. Moreau le pourquoi des propriétés attribuées aux doses iufinitésimales; mais M. Moreau saisit aussi bien que moi pourquoi du fer introduit dans le torrent de la circulation peut rendre au sang des propriétés ferrugineuses. Donc, entre un homœopathe et nous, cette différence notable est à constater : à savoir que tandis que nous comprenons très-bien pourquoi il

ne se comprend pas , lui saisit à merveille
pourquoi nous nous comprenons.

CHAPITRE IV.

—————

Ce que vaut l'Homœopathie comme Profession.

> Il n'est pas plus absurde de voir toutes les maladies dans un verre d'urine, que de prédire la destinée d'un empire, par le vol des oiseaux. On croit aujourd'hui l'un, comme on a cru l'autre autrefois.
>
> (Zimmermann)

—————

Si le savoir ne paraît pas l'élément qui domine dans l'école *identico-thérapeuthe* de Hahnemann, on y rencontre en revanche beaucoup de savoir faire. Ces messieurs prennent de la modestie à dose tout-à-fait homœopa-

thique ; et , si vous annalysez leurs discours ,
si vous lisez leurs brochures ,˜ vous trouvez
cette vertu des vrais savants tellement di-
luée, tellement triturée , qu'on n'en peut dé-
couvrir le plus imperceptible globule. Les succès qu'ils obtiennent sont constants, univer-
sels , publics.

Soit hazard , soit adresse, il n'est pas de
bourgade où la nouvelle école n'ait son avocat chaleureux , un avocat de village !

Dieu sait quel courage il faut pour résister à
ces hommes diserts , quand, des sommets
de l'ignorance, leurs périodes tombent et rou-
lent en avalanches, sur les têtes chenues de la
crédulité ! Un homme paisible et sensé serait
mal venu d'affronter ces tempêtes. Là, vous
pouvez entendre énumérer, classer, décorer,
multiplier, les cures de l'homœopathie. Elles
sont étalées avec symétrie, comme ces ran-
gées de canines et de molaires que le dentiste
forain expose sur la devanture de son char,
dans les assemblées de nos campagnes. Le
clairon raisonne , la grosse caisse bat au
champs, la parade est animée ; vous passez :
malgré vous la main se porte à la mâchoire ,
et de la mâchoire au gousset.

Dix centimes ! Cela est si bon marché !

Une fiole d'eau bleue est octroyée gratis
(car les médicaments ne sont pas payés, absolument comme dans l'homœopathie).

Quel moyen de résister? On monte les
gradins de l'estrade, la dent est évulsée à la
pointe du sabre, sans douleur, sans effusion
de sang !

O pauvre *médecine officielle*, comme tu es
pâle à côté de ces merveilles ! Tu n'arraches
pas, toi, de dents à moins de trois francs ;
tu demandes plusieurs semaines, plusieurs
mois quelquefois, pour traiter une maladie
chronique. Encore faut-il régler chez un
pharmacien l'ordonnance que tu écris. Rou-
tinière et chauvine. Pédante, cède enfin le pas
aux progrès ! Sur la cheminée d'un garde
champêtre j'ai vu trois philtres où ta mort
est écrite : une carafe d'eau de la Salette,
un flacon bleu de charlatan, et une fiole in-
colore d'*homœophate* !....

————————

La popularité dont jouit l'homœopathie
(que M. Moreau s'en félicite)! paraît un fait
certain. Quelle est la nature de cette popularité ? Nous venons d'en toucher deux mots.

Quelle est sa valeur? Pour le savoir, force
est de remonter à la source.

« *Le style; c'est l'homme même;* » écrivait Buffon : tant pis pour M. Moreau si Buffon a dit vrai. C'est dans sa dernière brochure que je l'ai vu, il n'y brille pas. Granville a fait les animaux peints par eux-mêmes, c'était un homme de beaucoup d'esprit. Que M. Moreau, qui n'en a pas moins, entreprenne pour les homœopathes une galerie analogue ; son portrait au premier feuillet ! et je réponds du succès !

Levons plutôt la toile, et ouvrons le pamphlet. Il a pour titre : Considérations présentées par le docteur Moreau, a mm. les juges du tribunal d'Angoulême. Cela n'est pas volumineux : quinze feuillets seulement. Rassurez-vous, la qualité supplée à la quantité ! On y trouve toutes sortes d'aménités, entr'autres des politesses de cette sorte :

« *Ce sont des hommes ambitieux et désespérés qui cherchent à s'appuyer sur une règle usée* (page 1), cela s'adresse à nous. *Nous sommes des contradicteurs aveuglés par le lucre* (page 2.) *L'homœopathie nous ferait regretter le fatras monstrueux de mille substances incompatibles que prescrit l'ancienne école* (page 4).

Il a soigné et guéri gratuitement 500 *indi-*

gents, les malades l'attestent; ils n'en di-
raient pas autant de nous si par malheur ils
devaient s'approvisionner dans nos boutiques
(page 5). *Il veut que les juges sortent de l'im-*
passe où les jetterait le trop grand respect au
vieux bonnets de la science (page 6.) *Nous*
sommes des routiniers de la saignée, nous dé-
bitons toutes les sornettes imaginables (p. 7).

Le lecteur comprend pourquoi nous n'in-
sistons pas sur ces grossièretés, sans doute
mal venues en bonne société.

A ces gracieusetés succèdent des insinua-
tion de nature suivante: «*l'homœopathie entre-*
« *prend de guérir les malades que nous avons*
» *épuisés et laissés arriver à la porte de la*
» *tombe par tous les moyens imaginables, par*
» *la privation d'alimentation et par l'abus des*
» *remèdes dont l'action nous est inconnue,* »
(page 7.)

Celui qui écrit ces lignes est diplômé comme les confrères qu'il *diffame*. C'est un confrère! il est vrai qu'il a apostasié l'école, ce qui
lui donne sans doute droit d'insolence contre
elle.

Finis coronat opus. Le coup de pinceau
eut manqué au chef-d'œuvre sans une per-
sonnalité: nous savons tous le nom de celui

« *qui peut bien couper un bras ou une jambe,*
» *mais qui ne saurait guérir les maladies*
» *profondes et chroniques.* » (page 8).

Le premier chirurgien de l'hôpital d'Angoulême est, grâce à Dieu, monsieur, au-dessus de telles vilenies; — ne craignez pas qu'il les ramasse. Si vous avez pour vous une certaine popularité, il en est une d'une autre nature, que son noble caractère, son grand cœur, son aménité toujours la même, son érudition profonde, son dévouement sans bornes ont acquise à M. Hériaud.

Et, sachez-le, devant l'opinion publique, vos insinuations n'ont pas le poids d'un granule homœopatique contre notre confrère.

Tenez, Monsieur! c'est mal à vous d'avoir touché cette corde des insuccès médicaux.

Il est des mots qui brûlent plus qu'un cautére, disait dernièrement à l'Accadémie M. le professeur Malgaigne. Ceux-là brûlent surtout qui, remués, risquent de faire tomber sur la tête de l'imprudent qui les soulève, la cendre encore chaude des morts.

Ecoutez donc ceci!

En nous rendant il y a quelques jours de Mansle à Angoulême, nous nous sommes arrêté un instant devant le cimetière de Tourriers:

là, nous avons vu une fosse de jeune date ; les pelletées de terre étaient encore fraîches ; sous cette terre dort une jeune fille que nous avions connue belle, bonne, riche, adorée ! Faut-il vous la nommer? faut-il vous nommer aussi le docteur homœopathe qui l'a vue?... Me préserve le ciel d'insinuer que vous l'avez tuée! je n'accorde même pas ce pouvoir à l'homœopathie. Vous avez laissé faire à la mort, et je n'argue rien de votre impuissance. Seulement, si jamais un cénotaphe s'élève sur cette fosse, on y placera pas, j'imagine, le buste de l'homœopathie.

Puisse cette remémoration, qui m'est pénible à faire, vous rendre à l'avenir plus réservé sur les insuccès d'autrui, plus modeste sur vos propres triomphes.

Et que cette tombe soit toujours là pour vous rappeler qu'il n'y a qu'un pas du Capitole à la roche Tarpeïenne ; je veux dire à la pierre tumulaire qui recouvre vos échecs !

———

Ces lignes suffiront, je pense, pour édifier le lecteur sur la manière dont notre adversaire comprend la dignité professionnelle; — pour apprécier plus spécialement ce que vaut sa pratique, nous ne jetterons point dans son

cabinet de clientelle un regard indiscret. Sa
précieuse petite brochure nous fournit des
révélations trop concluantes, pour qu'il soit
besoin d'en chercher ailleurs : il est impossible de donner plus maladroitement des armes contre soi-même.

Jugez plutôt !

Voulant légitimer la loi des semblables,
l'auteur cherche à démontrer, par des observations tirées de la pratique allopathique,
que plusieurs de nos maîtres ont obtenu des
cures, en se servant à leur insu de la méthode homœopathique. « On trouve, dit-il,
» (page 12.) dans Boerhave, Sydenham et
» Radcliffe, *la guérison d'une espèce d'hy-*
» *dropisie par le sureau.* »

Eh quoi, Monsieur ! vous appelez cela de
l'homœopathie ? mais j'avais cru, jusqu'à ce
jour, que le mot hydropisie signifiait, ÉPAN-
CHEMENT DE SÉROSITÉ DANS UNE CAVITÉ OU UN
TISSU ; — tout le monde d'ailleurs sait ce que
c'est qu'une hydropisie. Sydenham attaque,
dites vous, cette affection par le sureau ?
Mais je crois bien ! le sureau est un excel-
lent sudorifique, un résolutif partant ; il n'est
pas de commère qui l'ignore ! or, l'hydropisie augmente le volume d'un organe par épan-

chement; le sureau peut le réduire, par résolution. Hydropisie et résolution expriment
donc deux antinomies, deux oppositions!
c'est du *contraria contrariis* le plus évident!
Le relever comme de l'homœopathie, c'est
prendre le contrepied de la piste.

L'identiquo-thérapie prétend en outre, que
les médicaments produisent sur l'homme valide les symptômes qu'ils guérissent sur le
malade. — Ou avez-vous vu que l'infusion de
sureau rend hydropique?

Poursuivons nos citations. — On trouve,
ajoute l'auteur, « dans Haën, Sarcone et
Pringle, la *guérison* de la *pleurésie par la
scille.* J'admets; mais je m'empresse d'ajouter que cette observation tourne encore contre vous. En effet, que rencontre-t-on dans
les autopsies cadavériques de la pleurésie et
des péripneumonies en général? Puisque l'homœopathie semble si fort affectionner les au-
teurs allemands, ouvrons le *Traité de pathologie interne* de Joseph Franc. Il y est dit,
(tome IV. p. 164, md. Gernéer Baillère) « à
» l'ouverture du thorax des pleurétiques, il
» s'écoule très-souvent une grande quantité
» de sérosité, jaune, limpide, purulente, ca-
» séeuse, quelquefois sanguignolente; nous

» avons observé jusqu'à 10 litres de cette
» sérosité. »

La pleurésie est donc, consécutivement si-
non primitivement, une affection morbide
caractérisée par un épanchement séreux dans
la plèvre ; la nécropsie le prouve.

Or, quelles sont les propriétés des bul-
bes de scille ? diurétiques seulement ou réso-
lutive, suivant les doses. Si donc la scille peut
guérir d'une pleurésie, c'est en agissant comme détersive des viscosités et évacuante de la
sérosité. Vous me direz que, prise à grande
quantité, la scille est un poison violent. —
J'en conviens—mais comment cela prouve-t-il
que la scille, qui guérit la pleurésie chez un
malade, peut la produire chez un sujet valide ? Voilà cependent les prétentions qu'il vous
faudrait justifier.

Allons plus loin : la brochure ajoute :

« Il est fait mention dans *Mayerne, Munch,*
» *Buccholtz* et *Neimike* de la guérison de
» la manie, de la mélancolie, de l'amauro-
» se, de la suette, de l'hydropisie et de l'oph-
» talmie, par la belladone. »

Avouez, monsieur, que si vous aviez adressé
votre brochure à des médecins et non à des

magistrats, vous n'auriez osé avancer semblables hérésies ?

Vous n'ignorez pas que l'ophtalmie est une inflammation du globe de l'œil, tandis que l'amaurose est une paralysie de la rétine; que ces deux affections morbides sont de nature contraires; que le médicament, invoqué comme panacée de l'une, ne saurait l'être, par cela même, comme remède de l'autre. Que signifient d'ailleurs ces associations ? Eh quoi ! le même médicament guérit de la mélancolie et de l'hydropisie? Vous ne le ferez croire qu'aux locataires de Bicêtre!

Ceci est plus grotesque encore : « le julep guérit de l'inquiétude et de l'amour malheureux(page 12); la jusquiame, de la jalousie (page 12);» cela ne se réfute pas. Et le mercure, qui guérit à la fois de l'aliénation mentale et de la mélancolie, de l'angine et de toutes les esquinancies! C'est la première fois que j'entends établir un rapport entre la folie et un mal de gorge? O homme profond, je ne vous comprends plus !

Evidemment, ce n'est ni avec des physiologistes, ni avec des thérapeutes que notre contradicteur désire discuter et s'entendre. En vain proteste-t-il avec emphase de son dévouement au progrès; nous savons aujourd'hui ce que vaut un mot aussi élastique. En vain fait-il appel, à plusieurs reprises, à la discussion et au raisonnement; ses véritables affections sont ailleurs, ailleurs sont ses coryphées. Il nous le dit lui-même assez clairement (p. 4, *des Considérations aux juges*): avec nous, le tribunal doit poursuivre : quelques *grands-vicaires*, des *barons*, des *comtes*, des *ingénieurs*, des *avocats*, des *savants*, des *sœurs de charité*, et de bons *curés* de campagne, tous dispensateurs des remèdes homœopathiques. »

Je suis plein de respect pour le clergé; des barons et des comtes, je n'ai garde de médire, me souvenant de mon nom. Mais M. Moreau me permettra de lui dire qu'en fait de médecine, je préfère l'assentiment d'un membre de l'Institut, à l'approbation d'un chanoine, fut-il doyen du chapitre.

Le docteur homœopathe d'Angoulême a du reste sur la manière dont l'homœopathie doit triompher bientôt dans le monde, des idées tout originales. — Le passage suivant de sa brochure sur le Triomphe de la Vérité en médecine, mérite d'être noté :

« L'homœopathie ne se fera pas jour, dit-

» il, dans l'opinion publique par la science ,
» mais dans la science par l'opinion publique;
» en d'autres termes, ce ne sera pas la *science*
» *convaincue* qui viendra avec son *puissant*
» *crédit* établir des faits et faire accepter au
» *public ignorant* leur réalité ou les lois qu'ils
» démontrent ; ce sera le *public ignorant* qui
» demandera à celle-ci de prendre connais-
» sance de ces faits. Ce sera, peut-être pour
» la première fois, qu'une vérité importante
» aura pris jour par une voie semblable. »

Il y a de précieux aveux dans ces lignes :
« *ce sera le public ignorant qui demandera à
la science convaincue, de prendre connaissance de l'homœopathie.* » La *science convaincue* ,
celle qui jouit d'un puissant crédit, est donc
aujourd'hui étrangère à l'homœopathie ? C'est
vous-même qui le proclamez ! Le public de
l'homœopathie est donc ce *public ignorant*
qui la fera accepter un jour à la science? Vous
le dites sans métaphores !

Assurément, voilà deux vérités dures, que
M. Moreau développe avec lucidité , mais que
nous n'aurions jamais eu le courage de lui dire
aussi crmûent. « La science convaincue m'est
étrangère : le public ignorant est mon propa-
gateur. Tel est le bilan de l'homœopathie ju-

gée par elle-même. Et c'est vous, avocat zélé,
qui condamnez ainsi votre cliente ? C'est à la
page 13 de votre *Triomphe de la Vérité en
médecine*, que vous lui assénez ce coup mor-
tel ! Par respect pour les morts, je dépose ici
les armes, ferme la discussion, et clos cette
courte oraison funèbre par l'épitaphe suivante
que je propose d'ajouter au bas des œuvres
de M. Moreau :

« Ci-gît l'homœopathie. — Un paradoxe l'en-
» gendra sur les bords du Rhin : ses amis lui
» donnèrent le ridicule pour berceau, dans les
» deux hémisphères. Née chétive et malingre,
» elle fut toujours rebutée de la *Science con-
» vaincue* et ne reçut quelques caresses que
» du *public ignorant*. Elle est décédée à la
» fleur de l'âge, par les soins de ses meilleurs
» parents, qui lui ont rompu les reins dans l'es-
» poir de lui redresser la colonne vertébrale.
» Ils combattaient ainsi le mal par le mal (*simi-
» lia similibus*), c'est la doctrine. S'il existe en-
» core, de par le monde, des cœurs droits, con-
» vaincus qu'il faut opposer les semblables aux
» semblables, qu'ils daignent désormais la lais
» ser en repos, afin qu'elle dorme pour tou-
» jours en paix ! »

Fin

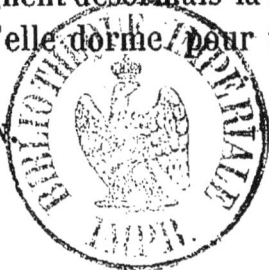